BEI GRIN MACHT SICH IHR WISSEN BEZAHLT

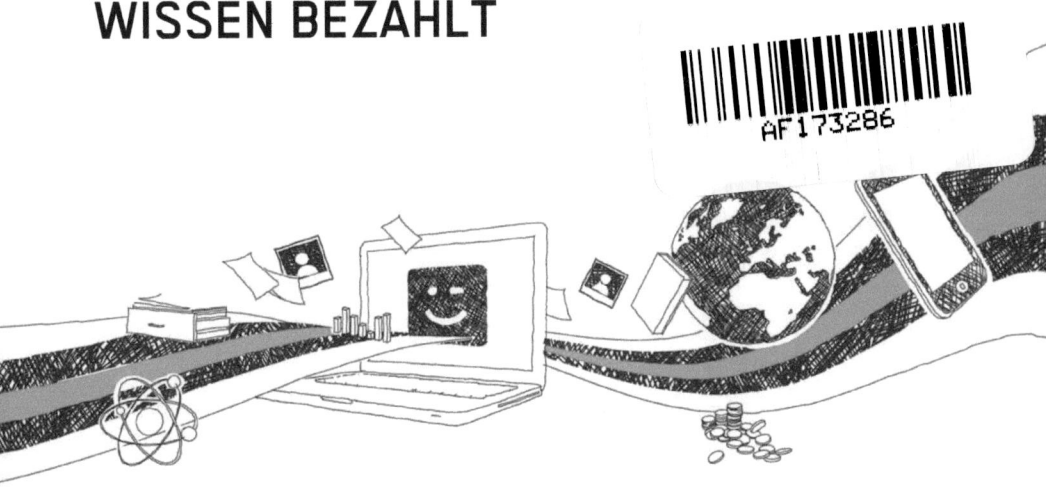

- Wir veröffentlichen Ihre Hausarbeit,
  Bachelor- und Masterarbeit

- Ihr eigenes eBook und Buch -
  weltweit in allen wichtigen Shops

- Verdienen Sie an jedem Verkauf

Jetzt bei www.GRIN.com hochladen und kostenlos publizieren

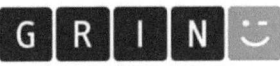

Birgit Schröder

Krisenmanagement im Fall einer Epidemie am Beispiel des EHEC-Ausbruchs 2011 in Deutschland und seine Bedeutung für den pflegerischen Alltag

GRIN Verlag

Bibliografische Information der Deutschen Nationalbibliothek:

Die Deutsche Bibliothek verzeichnet diese Publikation in der Deutschen National-
bibliografie; detaillierte bibliografische Daten sind im Internet über http://dnb.d-
nb.de/ abrufbar.

Impressum:

Copyright © 2012 GRIN Verlag GmbH
Druck und Bindung: Books on Demand GmbH, Norderstedt Germany
ISBN: 978-3-656-30278-0

Dieses Buch bei GRIN:

http://www.grin.com/de/e-book/203411/krisenmanagement-im-fall-einer-epidemie-
am-beispiel-des-ehec-ausbruchs

GRIN - Your knowledge has value

Der GRIN Verlag publiziert seit 1998 wissenschaftliche Arbeiten von Studenten, Hochschullehrern und anderen Akademikern als eBook und gedrucktes Buch. Die Verlagswebsite www.grin.com ist die ideale Plattform zur Veröffentlichung von Hausarbeiten, Abschlussarbeiten, wissenschaftlichen Aufsätzen, Dissertationen und Fachbüchern.

Besuchen Sie uns im Internet:

http://www.grin.com/

http://www.facebook.com/grincom

http://www.twitter.com/grin_com

Diploma- Hochschule

Private Fachhochschule Nordhessen

Studiengang Medizinalfachberufe

Thema

Krisenmanagement im Fall einer Epidemie am Beispiel des EHEC-Ausbruchs 2011 in Deutschland und seine Bedeutung für den pflegerischen Alltag

Hausarbeit Modul Gesundheitspolitik

Verortung: Klassisches gesundheitspolitisches Thema, Krankheiten und Seuchen

vorzubeugen und zu bekämpfen

Vorgelegt von: Birgit Schröder

Studienzentrum: Schwentinental/ Kiel

Bearbeitungszeit: 8 Wochen

Abgabe: 21.07.2012

Inhaltsverzeichnis

Abkürzungsverzeichnis

ANSES	Agence nationale de securite sanitaire Alimentation (Französisches Lebensmittelagentur)
BBK	Bundesamt für Bevölkerungsschutz und Katastrophenhilfe
BfR	Bundesinstitut für Risikobewertung
BMG	Bundesministerium für Gesundheit
BMI	Bundesministerium des Inneren
BVL	Bundesamt für Verbraucherschutz und Lebensmittelsicherheit
BMELV	Bundesministerium für Ernährung, Landwirtschaft und Verbraucherschutz
ECDC	European Centre for Desease Prevention and Control (Europäisches Zentrum für die Prävention und die Kontrolle von Krankheiten)
EFSA	European Food Safety Authority (Europäische Behörde für Lebensmittelsicherheit)
EHEC	Enterohämorrhagische Escherischia Coli
HUS	Hämolytisch-urämisches Syndrom
IFSG	Infektionsschutzgesetz
IGV	Internationale Gesundheitsvorschriften
NRL	Nationales Referenzlabor
NRZ	Nationale Referenzzentren
RKI	Robert Koch-Institut
WHO	World Health Organization (Weltgesundheitsorganisation)

Glossar

Agenzien	wirkende Mittel
Ätiologie	Lehre von den Ursachen der Krankheiten
Bulletin	Bekanntmachung, Tagesbericht
Cluster	zeitlich/ räumliche Häufung von Erkrankungen
Dialyse	Blutreinigungsverfahren bei Nierenversagen
Dialysekatheter	Schlauch der in eine Vene eingelegt wird für die Dialyse
Eiweißsynthese	Herstellung eines Proteins (Eiweiß) im Lebewesen
Epidemie	zeitliche oder örtliche Häufung einer Krankheit innerhalb einer menschlichen Bevölkerungsgruppe
Epidemiologe	Wissenschaftler der sich mit den Ursachen und Folgen sowie der Verbreitung von gesundheitsbezogenen Zuständen und Ereignissen in der Bevölkerung beschäftigt
Epilepsie	Krampfanfallsleiden
enterohämorrhagische Escherischia coli	Darmbakterium welches beim Menschen blutige Durchfallerkrankungen auslöst
Fäkal-orale Infektion	Erreger aus dem Darm oder aus Fäkalien gelangen durch den Mund in den Organismus
Gastroenteritis	Magen-Darm-Entzündung
Großlumig	Katheter mit großem Innendurchmesser
hämolytisch-urämisches Syndrom	Erkrankung der kleinen Blutgefäße der Niere, meist durch Bakteriengifte
hämorrhagische Kolitis	schwere Entzündung des Darms hervorgerufen durch EHEC

immunsupprimiert	körpereigene Infektionsabwehr ist geschwächt
Inkubationszeit	die Zeit, die zwischen der Infektion mit einem Krankheitserreger und dem Auftreten erster Symptome vergeht
infiziert	sich angesteckt haben
interdisziplinär	fächerübergreifende Arbeitsweise
Kohorte, kohortieren	die Möglichkeit, mehrere Patienten, welche an der gleichen Infektionskrankheit leiden, gemeinsam und von den anderen Patienten getrennt, in einem Zimmer zu betreuen
kontaminiert	Verunreinigung oder Verschmutzung von Personen oder Gegenständen mit chemischem, biologischem oder radioaktivem Material
mikrobiell	die Kleinstlebewesen betreffend
molekularbiologische Feintypisierung	Verfahren zur Darstellung kleinster Teile des Erregers, der sog. „genetische Fingerabdruck"
Pathogenese	Entstehung und Entwicklung einer Krankheit
Plasmapherese	Austausch des Blutplasmas als therapeutische Maßnahme
Pneumonie	Lungenentzündung
Prophylaxe	vorbeugende Maßnahme
Serogruppe	Erreger wie Bakterien oder Viren können, auch wenn sie zur gleichen Spezies gehören, also viele Gemeinsamkeiten haben, unterschiedliche Erkennungsmerkmale aufweisen.
Shigatoxin	bestimmtes Zellgift des EHEC Keimes
Zellmembranrezeptor	Empfangs- bzw. Aufnahmeeinrichtung in der Zellwand
Zytotoxin	Zellgift

1. Einleitung

Bei der EHEC-Infektion im Frühsommer 2011 handelte es sich um den größten bakteriellen Ausbruch mit Escherischia coli den es seit dem Zweiten Weltkrieg in Deutschland gegeben hat. Bezogen auf die Anzahl der HUS Fälle war es sogar der größte weltweit beschriebene Ausbruch (Bundesinstitut für Risikobewertung 2011a, S.7). Zentrum dieser Epidemie war Norddeutschland und Mitte Juni gab es noch eine Infektionshäufung mit demselben Keim in Frankreich.

Zum einen galt es die vielen, zum Teil, lebensbedrohlich erkrankten Menschen zu isolieren und zu versorgen, zum anderen musste so schnell wie möglich die Ursache gefunden werden, um eine weitere Verbreitung des Keimes zu vermeiden. Als ein großes Problem sollte sich der Umstand herausstellen, dass die Inkubationszeit, also die Zeit der Ansteckung bis zum Ausbruch der Erkrankung, 7- 10 Tage betrug (Robert Koch-Institut 2011a, S.13). Die Betroffenen konnten sich nur schwer bis gar nicht mehr daran erinnern, was und wo sie gegessen hatten. In der Vergangenheit konnten rund 75 Prozent aller EHEC-Fälle in Deutschland nicht aufgeklärt werden, da in Verdacht geratene Lebensmittel zum Zeitpunkt der Erkrankungen oft schon verbraucht waren. Nur der intensiven Zusammenarbeit von deutschen und europäischen Behörden ist es zu verdanken, dass im Fall der schweren Epidemie 2011 mit an Sicherheit grenzender Wahrscheinlichkeit die Ursache identifiziert werden konnte (Bundesministerium für Ernährung, Landwirtschaft und Verbraucherschutz 2011, S.1).

Ziel dieser Hausarbeit ist es, das Krisenmanagement von Bund und Ländern, sowie beteiligten europäischen Behörden zu skizzieren. Anhand der Literaturrecherche soll verdeutlicht werden wie komplex die Suche nach dem Erreger und seiner Herkunft war, und wie er auf den Menschen übertragen wurde. Lange war die Koordination der EHEC-Krise nicht klar erkenntlich, dieses wurde auch von Politikern kritisiert. Wer hat welche Zuständigkeiten und bei welcher Behörde bekommt man welche Information? Es stellt sich die Frage: Wo gibt es Verbesserungsmöglichkeiten und was können wir für die Zukunft aus dieser Krise lernen? Ein zweites Augenmerk liegt auf dem Krisenmanagement in der Versorgung der Erkrankten.

Um in die Thematik einzuführen, wird in Kapitel 2 wichtiges theoretisches Hintergrundwissen vermittelt. Die zugrundeliegende Infektionserkrankung, die erforderlichen Hygienemaßnahmen und die Meldepflicht werden erläutert.

In Kapitel 3 wird das Krisenmanagement des Bundes und der Länder dargestellt, es kann aber nur grob umrissen werden, eine detailliertere Schilderung würde den Rahmen dieser Hausarbeit übersteigen.

In Kapitel 4 wird das Krisenmanagement in den Krankenhäusern stellvertretend am Beispiel des Universitätsklinikums Schleswig-Holstein, Campus Lübeck beleuchtet. Hier wurden 238 EHEC Patienten ambulant und stationär versorgt, davon 106 Patienten mit dem hämolytisch-urämischen Syndrom, 6 HUS-Patienten waren unter 18 Jahre alt und wurden in der Kinderklinik betreut. Am Beispiel der Kinderintensivstation soll verdeutlicht werden, welche Auswirkungen die Epidemie auf den pflegerischen Alltag hatte.

Im Schlussteil bleiben dann noch das Resümee und ein Ausblick auf die Zukunft, ob und wie das Krisenmanagement bei ähnlichen Epidemien noch effizienter agieren könnte.

2. Die Infektionserkrankung

2.1. Ätiologie und Pathogenese

Die Infektion wird ausgelöst durch Bakterien mit der Bezeichnung Enterohämorrhagische Escherichia coli (EHEC). Sie besitzen die Eigenschaft bestimmte Zytotoxine (Zellgifte) zu bilden, sog. Shigatoxine. Sie binden an spezielle Zellmembranrezeptoren in Gefäßen und Darm an, blockieren dort die Eiweißsynthese und führen zum schnellen Zelltod. EHEC werden in verschiedene Serogruppen eingeteilt. Der weltweit am häufigsten isolierte EHEC- Serotyp ist O157, für das Ausbruchgeschehen in Norddeutschland im Jahre 2011 war der Serotyp O104:H4 verantwortlich. Zu Beginn des Ausbruchs im Mai existierte noch kein etablierter Test zur Bestimmung des aktuellen EHEC-Stammes. Ein solches spezifisches Erkennungssystem wurde erst Ende Mai 2011 vom Nationalen Referenzlabor für E. coli des Bundesinstituts für Risikobewertung zusammen mit Experten von der französischen Lebensmittelagentur veröffentlicht. Diese Methode wurde dann den Untersuchungslaboren der Bundesländer zur Verfügung gestellt (Adolfs et al. 2011, S.7).

EHEC Infektionen sind gekennzeichnet durch unblutige, meist wässrige Durchfälle. Begleitsymptome sind Übelkeit und Erbrechen, selten Fieber. Die schwere Verlaufsform, die sog. hämorrhagische Kolitis (Darmentzündung) mit krampfartigen Bauchschmerzen, blutigen Stühlen und teilweise Fieber entwickelt sich bei 10-20% der Fälle. Gefürchtet ist das hämolytisch-urämische Syndrom (HUS), das durch akutes Nierenversagen, Blutarmut (durch den Zerfall roter Blutkörperchen) und einen Mangel an Blutplättchen charakterisiert ist. Hierbei kommt es häufig zur kurzzeitigen Dialysepflicht, seltener zum dauernden Nierenversagen. Bei besonders schweren Infektionen können auch andere Organe wie z. B. das zentrale Nervensystem betroffen sein, mit neurologischen Symptomen, wie z.B. Doppelbilder sehen, Bewusstseinsstörungen oder epileptischen Krämpfen. Die EHEC-Infektion kann tödlich verlaufen.

Die Inkubationszeit beträgt im Durchschnitt 3-4 Tage. Beim Serotyp O104:H4 deuten Hinweise auf eine längere Inkubationszeit, erste Schätzungen des Robert Koch-Instituts ergaben, dass der Median der Inkubationszeit 8 Tage betrug. Schon ab einer sehr geringen Infektionsdosis mit EHEC Bakterien (weniger als 100 Erreger für EHEC O157) kann es zur Erkrankung des Organismus kommen. HUS Erkrankungen beginnen in der Regel ungefähr 7 Tage (5-12 Tage) nach Beginn des Durchfalls. Bei dem EHEC Ausbruch durch den Serotyp O104:H4 scheint die Zeit zwischen Durchfallbeginn und HUS mit 5 Tagen (4-6 Tage) kürzer zu sein. Diese Zahlen belegen Untersuchungen in 98 Fällen (Robert Koch-Institut 2011a, S.13).

Der Übertragungsweg ist zum einen die orale Aufnahme z.B. durch Kontakt mit Wiederkäuern oder Verzehr von fäkal kontaminierten Lebensmitteln, zum anderen die Mensch-zu-Mensch-Übertragung durch fäkal-orale Schmierinfektion bei mangelhafter Hygiene. Eine Infektionsgefahr besteht solange EHEC Bakterien im Stuhl nachgewiesen werden (Gesundheitsamt Lübeck 2011, o. S.).

2.2. Hygienemaßnahmen

Verbraucher können das Risiko einer EHEC Infektion minimieren indem sie alle Lebensmittel vor dem Verzehr ausreichend erhitzen, dies bedeutet mindestens auf 70°C für 10 Minuten. Für alle Personen die an Durchfall erkrankt sind gilt strikte Händedesinfektion nach jedem Toilettengang und vor dem Umgang mit Lebensmitteln. Besondere Vorsicht ist geboten bei Kontakt mit Säuglingen und Kleinkindern, sowie immunsupprimierten (abwehrgeschwächten) Personen.

Am EHEC Bakterium erkrankte Personen und deren Kontaktpersonen dürfen, laut §§33 und 34 IFSG, solange nicht in Gemeinschaftseinrichtungen (z.B. Schule, Kindergarten) Lehr-, Erziehungs-, Pflege-, Aufsichts- oder sonstige Tätigkeiten verrichten, bis nach ärztlicher Einschätzung eine Weiterverbreitung der Krankheit durch sie nicht mehr zu befürchten ist (Georgi/ Bierbach 2007, S.256/257).

Personen, die bei der Herstellung und dem Behandeln oder in Verkehr bringen von Lebensmitteln nach §42 IFSG, in Küchen von Gaststätten und sonstigen Einrichtungen mit oder zur Gemeinschaftsverpflegung beschäftigt sind, dürfen solange nicht tätig sein, wie sie an EHEC erkrankt sind oder den Erreger ausscheiden (Gesundheitsamt Lübeck 2011, o. S.).

Bei stationärem Aufenthalt von infizierten Personen müssen alle Standardhygienemaßnahmen sorgfältig eingehalten werden. Zusätzlich sollten betroffene symptomatische Patienten isoliert mit eigener Toilette untergebracht werden. Das Personal muss Schutzkittel und Einmalhandschuhe tragen, bei möglichem Kontakt mit erregerhaltigem Material bzw. kontaminierten Gegenständen (Robert Koch-Institut 2011a, o. S.).

EHEC-Infektionen treten weltweit auf und sind meldepflichtig. Seit 2001 wurden in Deutschland jährlich zwischen 925 und 1183 EHEC-Erkrankungen bekannt. 2011 waren es fast 5000 Fälle, die Mehrzahl davon im Rahmen des O104:H4-Ausbruchsgeschehens (Gesundheitsamt Lübeck 2011, o. S.).

2.3. Meldepflicht

Das Infektionsschutzgesetz (IFSG) ist am 01.01.2001 in Kraft getreten und hat damit das zuvor bestehende Bundesseuchengesetz abgelöst. Es dient dem Zweck der Vorbeugung übertragbarer Krankheiten, Infektionen frühzeitig zu erkennen und deren Weiterverbreitung zu verhindern (Georgi/ Bierbach 2007, S.241).

Im §4 IFSG ist festgelegt, das mit Inkrafttreten des Infektionsschutzgesetzes das Robert Koch-Institut in Berlin die Datenerhebung hinsichtlich übertragbarer Erkrankungen zentral koordinieren, analysieren und bewerten soll. Das RKI soll ferner auf Bundesebene ein epidemiologisches Informationsnetz aufbauen, die Länder beraten und länderübergreifende Maßnahmen zur Bekämpfung von Infektionskrankheiten aufeinander abstimmen (Georgi/ Bierbach 2007, S.243).

Die namentliche Meldung muss innerhalb von 24 Stunden nach erlangter Kenntnis dem Gesundheitsamt bekannt gegeben werden, das für den Aufenthalt des Betroffenen zuständig ist. Es zählt also der Aufenthaltsort zum Zeitpunkt der Erkrankung, auch wenn es nicht der ständige Wohnsitz ist. Das unterrichtete Gesundheitsamt hat das für die Hauptwohnung zuständige Gesundheitsamt unverzüglich zu unterrichten (Georgi/ Bierbach 2007, S.249).

Die Meldepflicht für EHEC-Infektionen beinhaltet Folgendes: „Gemäß §6 Infektionsschutzgesetz ist der Krankheitsverdacht, die Erkrankung sowie der Tod an enteropathischem hämolytisch-urämischem Syndrom (HUS) namentlich meldepflichtig. Weiterhin ist der Verdacht auf die Erkrankung an einer mikrobiell bedingten Lebensmittelvergiftung oder an einer akuten infektiösen Gastroenteritis meldepflichtig, wenn eine Person betroffen ist, die eine Tätigkeit im Sinne des §42 IFSG ausübt oder wenn zwei oder mehr gleichartige Erkrankungen auftreten, bei denen ein epidemischer Zusammenhang wahrscheinlich ist oder vermutet wird" (Robert Koch-Institut 2011b, o.S.).

Ebenso namentlich meldepflichtig wie die Erkrankung ist, laut §7 Infektionsschutzgesetz, der direkte oder indirekte Nachweis enterohämorrhagischer Stämme von E.coli (EHEC), soweit die Nachweise auf eine akute Infektion hinweisen. §8 IFSG regelt, welche Personen zur Meldung verpflichtet sind. Dies ist im Fall der Erkrankung immer der feststellende oder der behandelnde Arzt, bei erkrankten Tieren mit denen Menschen Kontakt gehabt haben auch der Tierarzt und in den Laboren der Leiter pathologisch anatomischer Diagnostik. Jedoch auch Angehörige von Heil- und Pflegeberufen, Kapitän eines Seeschiffes, oder Luftfahrzeugführer sind zur Meldung verpflichtet (Georgi/ Bierbach 2007, S.248). Die ersten Fälle der EHEC-Infektion mit HUS beim Ausbruch 2011 wurden dem Hamburger Gesundheitsamt Mitte Mai gemeldet, von dem Tag an stieg die Zahl stetig.

3. Krisenmanagement des Bundes und der Länder

3.1. Der Informationsweg

Die Gesundheitsämter leiten nach erster Dringlichkeitseinschätzung die Daten unverzüglich weiter an die zuständigen Landesbehörden für Gesundheit. Von hier aus werden die Daten auf nationaler Ebene übermittelt, an das Bundesministerium des Inneren und das Bundesministerium für Gesundheit. Diese informieren das Robert Koch-Institut, welches laut Infektionsschutzgesetz für die Koordination, Datenanalyse und die Bewertung zuständig ist. Von hier aus wurden im Fall des EHEC Ausbruchs 2011 das Bundesinstitut für Risikobewertung und das Bundesamt für Verbraucherschutz und Lebensmittelsicherheit informiert. Da eine Gefahr für das europäische Ausland nicht auszuschließen war, wurden auch die Weltgesundheitsorganisation (WHO) und das Europäische Zentrum für die Prävention und die Kontrolle von Krankheiten (ECDC) benachrichtigt. Alle vorgenannten Informationen wurden elektronisch weitergeleitet. Die nicht sicher abzuschätzende Gefährlichkeit des Keims machte es notwendig auf nationaler wie auch auf internationaler Ebene gleichzeitig zu handeln, die Bevölkerung musste informiert werden, ebenso sollten Handlungsempfehlungen ausgegeben werden.

Für die Journalisten war es schwierig, in der Phase der allgemeinen Ratlosigkeit und zum Teil verwirrenden behördlichen Zuständigkeiten, fundierte Primärquellen ausfindig zu machen und zu zitieren. Durch die rasant steigenden Fallzahlen der Erkrankten entstand ein enormer Druck, berichten zu müssen. Teilweise wurde immer noch von tierischen Lebensmitteln als Auslöser berichtet, als schon lange der Verdacht auf Tomaten, Gurken und Salat lag. Die Mitteilung von Robert Koch-Institut und Bundesinstitut für Risikobewertung, dass mit großer Wahrscheinlichkeit eine Gurke aus Spanien Ursache war, verbreitete sich rasant, mit ungeahnten wirtschaftlichen und politischen Folgen.
Auf der einen Seite ist es die Aufgabe der Medien die Bevölkerung aufzuklären und Handlungsempfehlungen zu geben, auf der anderen Seite sollte die Berichterstattung aber auch keine unnötigen Ängste schüren. Was feststeht ist die Tatsache, dass nicht nur die EHEC Fälle, sondern auch die Berichterstattungen darüber große wirtschaftliche und politische Auswirkungen haben.

Zum besseren Verständnis wird im anschießenden Kapitel der Ablauf des EHEC Ausbruchsgeschehen 2011, aus Sicht des Robert Koch-Instituts, chronologisch grob skizziert.

3.2. Chronologie des EHEC Ausbruchs 2011

19. Mai: Das Hamburger Gesundheitsamt informiert die Hamburger Behörde für Gesundheit und Verbraucherschutz über 3 HUS-Erkrankungen bei Kindern. Die Behörde lädt daraufhin das Robert Koch-Institut ein, die zuständigen Behörden bei der Untersuchung zu unterstützen. Am darauffolgenden Tag treffen 3 Epidemiologen des Robert Koch-Instituts in Hamburg ein. Es werden noch weitere Fälle auch von außerhalb Hamburgs bekannt. Erste Befragungen der Betroffenen (u.a. nach Sprossen) werden durchgeführt und deuten als erste Hypothese der Ursache für die Infektion mit dem EHEC-Erreger auf pflanzliche Lebensmittel wie Tomate, Gurke und Blattsalate hin.

21. Mai: Das Robert Koch-Institut unterrichtet das Bundesinstitut für Risikobewertung und das Bundesamt für Verbraucherschutz und Lebensmittelsicherheit über das gehäufte Auftreten von HUS- und EHEC-Fällen in Hamburg und Schleswig-Holstein. Am darauffolgenden Tag erreicht die Erkrankungswelle ihren Höhepunkt mit 161 neuen EHEC-Infektionsfällen und 63 HUS-Neuerkrankungen an einem Tag. Zwei Tage später werden dem Robert Koch-Institut die ersten Todesfälle im Zusammenhang mit der Infektion gemeldet.

25. Mai: Bundesinstitut für Risikobewertung und Robert Koch-Institut raten in einer gemeinsamen Stellungnahme vom Verzehr roher Tomaten, Gurken und Blattsalate in Norddeutschland ab. Einen Tag später findet das Hamburger Hygieneinstitut EHEC-Erreger auf spanischen Gurken. Die Öffentlichkeit wird darüber informiert. Das nationale Referenzlabor des Bundesinstituts für Risikobewertung stellt bei der Überprüfung der labordiagnostischen Befunde aus Hamburg aber fest, dass es sich um andere EHEC-Erreger als bei den erkrankten Personen handelt.

05. Juni: Das Niedersächsische Verbraucherschutzministerium verfolgt eine neue Spur, deren Grundlage ist die Auswertung von Warenströmen, die sich von erkrankten Personen auf einen niedersächsischen Sprossenlieferanten verfolgen lassen. Das Bundesinstitut für Risikobewertung unterstützt Niedersachsen bei der Aufklärung der Hinweise.

10. Juni: Bakterien vom Typ O104:H4 werden an Sprossen aus Bienenbüttel entdeckt. Bundesinstitut für Risikobewertung, Bundesamt für Verbraucherschutz und Lebensmittelsicherheit und Robert Koch-Institut raten vom Verzehr roher Sprossen ab, im gleichen Zuge heben sie die frühere Verzehrsempfehlung für Gurken, Tomaten und Salat auf.

24. Juni: Frankreich meldet eine Erkrankungshäufung nach Verzehr von Sprossen. Die EU-Kommission beauftragt die European Food Safety Authority mit der Aufklärung, unter Beteiligung von Bundesinstitut für Risikobewertung und Bundesamt für Verbraucherschutz und Lebensmittelsicherheit.

29. Juni: European Food Safety Authority und das European Centre for Desease Prevention and Control veröffentlichen eine Risikobewertung zum Ausbruch in Frankreich. Gemeinsame Quelle der Krankheitsausbrüche in Deutschland und Frankreich scheinen aus Ägypten importierte Bockshornkleesamen zu sein. Die Rücknahme mehrerer Chargen Bockshornkleesamen aus Ägypten wird vom Bundesinstitut für Risikobewertung angeordnet.

01. und 05. Juli: Weltgesundheitsorganisation, dann auch European Food Safety Authority und European Centre for Desease, Prevention and Control raten europäischen Verbrauchern vom Verzehr roher Sprossen ab. Das Bundesinstitut für Risikobewertung bestätigt Ägypten als wahrscheinlichen Ursprung des EHEC-Erregers.

06. Juli: EU-Kommission verbietet die Einfuhr bestimmter Samen und Bohnen aus Ägypten bis zum 31. Oktober 2011.

26. Juli: Das Robert Koch-Institut teilt mit, dass aus den Bundesländern seit drei Wochen keine neuen Erkrankungen mehr gemeldet wurden und es erklärt den EHEC Ausbruch in Deutschland für beendet (Adolfs et al. 2011, S. 15/16).

Zu diesem Zeitpunkt wurden dem EHEC-Ausbruch 3842 Erkrankungsfälle in Deutschland zugerechnet. Hiervon hatten 2987 Menschen eine akute Gastroenteritis und 855 Patienten litten an dem gefürchteten hämolytisch-urämischen-Syndrom. 53 Personen verstarben an der Infektion. Waren in der Vergangenheit hauptsächlich Kleinkinder von der EHEC Gastroenteritis und dem HUS betroffen, so stand die Infektionswelle 2011 in absolutem Gegensatz. Es erkrankten zum größten Teil Erwachsene und unter ihnen waren Frauen deutlich häufiger betroffen als Männer. Die Ursache hierfür liegt nach größter Wahrscheinlichkeit an den Sprossen als Infektionsquelle, da Frauen sich in der Regel bewusster ernähren und Sprossen nicht direkt zum bevorzugten Lebensmittel von Kindern zählen.

Aus allen Bundesländern wurden Erkrankungsfälle an die zuständigen Gesundheitsämter gemeldet, aber die 5 nördlichsten Bundesländer Hamburg, Schleswig-Holstein, Bremen, Niedersachsen und Mecklenburg-Vorpommern waren am stärksten betroffen, mit bis zu 10 HUS-Erkrankungen auf 100.000 Einwohner (Robert Koch-Institut 2011c, S.2).

3.3. Die Rolle der Gesundheitsämter

Grundvoraussetzung für eine schnelle und lückenlose Weiterleitung im Fall einer Epidemie ist die Meldung aller Verdachtsfälle an das Gesundheitsamt durch die gesundheitlichen Versorgungseinrichtungen, wie Krankenhäuser, Arztpraxen, Pflegeeinrichtungen, usw. Dem Gesundheitsamt kommt dann bei der Erstbewertung möglicher gesundheitlicher Gefahren durch biologische Agenzien im Sinne der Internationalen Gesundheitsvorschriften (IGV) ein besonderer Stellenwert zu. Schon bei einem Anfangs-verdacht ist die zuständige Landesbehörde zu informieren und erste vorläufige Bekämp-fungsmaßnahmen durchzuführen (Bergholz, et al. 2007, S.81/82).

Im Fall des EHEC-Ausbruchs 2011 wurde nach der Meldung der drei HUS-Fälle bei Kindern in Hamburg an das Gesundheitsamt, die zuständige Landesbehörde in Kenntnis gesetzt. Diese wiederum informierte das, auf nationaler Ebene verantwortliche, Bundesministerium des Inneren und das Bundesministerium für Gesundheit, welche das Robert Koch-Institut beauftragten tätig zu werden.

3.4. Die Arbeit des Robert Koch-Instituts

Wie schon im Kapitel 2.3. Meldepflicht erläutert, spielt das Robert Koch-Institut eine wichtige Rolle bei der Vorbeugung, Erkennung und Schadensbegrenzung bei absichtli-chen oder natürlich auftretenden Seuchenausbrüchen. Das Robert Koch-Institut fungiert als zentrale Einrichtung der Bundesregierung auf dem Gebiet der Verhütung und Be-kämpfung von Infektionskrankheiten. Es kann im Bedarfsfall den Landesgesundheits-ämtern Unterstützungsleistungen anbieten, z.B. in Form von labordiagnostischen Kapa-zitäten, Unterstützung bei den Ausbruchsuntersuchungen oder kurzfristigen Bewertun-gen von Infektionsgeschehen u.a. auf der Homepage des Robert Koch-Instituts, im Epi-demiologischen Bulletin und der Aktualisierung von Merkblättern und Empfehlungen. Nationale Anlaufstelle für die Weltgesundheitsorganisation ist in Deutschland das La-gezentrum des Bundesministeriums des Inneren. Aufgrund der Besonderheit der infek-tionsepidemiologischen Fragestellungen, die sicherlich den größten Teil der Meldungen ausmachen, führt das Robert Koch-Institut die Bewertung der Ereignisse durch und lei-tet diese ggf. an die nationale Anlaufstelle zur Meldung an die Weltgesundheitsorgani-sation weiter. Das Robert Koch-Institut ist zusätzlich zu den nationalen auch in interna-tionale Expertennetzwerke eingebunden und pflegt unter anderem eine enge Zusam-menarbeit mit dem Europäischen Zentrum für die Prävention und die Kontrolle von Krankheiten und anderen Organisationen (Bergholz, et al. 2007, S.83-85). Diese Zu-sammenarbeit hat sich im Fall des EHEC Ausbruchs 2011 auch bewährt, eng haben die Organisationen miteinander kooperiert.

Seit dem 20.05.2011 untersuchte das Robert Koch-Institut in enger Zusammenarbeit mit Gesundheits- und Lebensmittelbehörden des Bundes und der Länder den Ausbruch in Norddeutschland. Eine Vielzahl von epidemiologischen Studien folgte, welche alle auf-einander aufbauten, um die Ursache des Ausbruchs zunehmend einzugrenzen. Frühe explorative Befragungen von Patienten deuteten schnell darauf hin, dass ein Lebensmit-tel die Infektionsquelle sein musste. Rohmilch oder rohes Fleisch welche in früheren EHEC/HUS-Ausbrüchen als Infektionsquelle identifiziert wurden schienen aufgrund der Befragungsergebnisse im aktuellen Geschehen keine Rolle zu spielen.

Erste Fall-Kontroll-Studien ergaben, dass erkrankte Personen signifikant häufiger rohe Tomaten, Salatgurken und Blattsalate verzehrt hatten, als gesunde Studienteilnehmer. Da aber keine Eingrenzung der in Frage kommenden Gemüsesorten möglich war, hat das Robert Koch-Institut weitere Studien initiiert und durchgeführt (Robert Koch-Institut 2011a, S.19/20).

Um weniger abhängig vom Erinnerungsvermögen der befragten Patienten und Kontrollpersonen zu sein, hat das Robert Koch-Institut dann eine „Rezeptbasierte Restaurant-Kohortenstudie" durchgeführt. Im Rahmen der Clustererkennung konnten 10 Gruppen mit insgesamt 176 Teilnehmern ausgemacht werden, die im selben Restaurant im Zeitraum 12.05-16.05.2011 gespeist hatten. Insgesamt erkrankten 31 Personen dieser Gruppen. Aufgrund von Buchungslisten des Restaurants waren die vorbestellten Gerichte prinzipiell schon bekannt. Die Gruppenteilnehmer wurden befragt welches Gericht sie bestellt hatten (Erinnerungshilfe mittels Fotografien). Der Koch wurde detailliert befragt, wie genau welches Menü zubereitet wurde und welche Mengen welcher Zutat in welchem Menü enthalten waren. Diese Studie ergab, dass Kunden, denen Sprossen serviert wurden ein 14,2-fach höheres Risiko hatten zu erkranken (Robert Koch-Institut 2011a, S.21).

Vom 29.05. - 04.06.2011 wurde dann eine weitere Fall-Kontroll-Studie durchgeführt. Hier wurde speziell nach Verzehr von Früchten und rohem Gemüse und der Bezugsquelle in den 2 Wochen vor Erkrankungsbeginn gefragt. Ergebnis dieser Studie war, dass Sprossen und Gurken signifikant mit der Erkrankung assoziiert waren, ebenso der außer Haus Verzehr. Dies könnte darauf hinweisen, dass Infektionen u.a. durch Verzehr in Kantinen und Restaurants erfolgte (Robert Koch-Institut 2011a, S.22-24). All diese Studienerkenntnisse flossen in die Ermittlungen der Task Force EHEC ein und wurden nun gemeinsam fortgesetzt.

3.5. Task Force EHEC

Am 03. Juni wurde durch das Bundesministerium für Ernährung, Landwirtschaft und Verbraucherschutz eine Task Force, bestehend aus Experten aus den fünf Bundesländern, Niedersachsen, Schleswig-Holstein, Mecklenburg-Vorpommern, Hamburg und Bayern, dem Bundesamt für Verbraucherschutz und Lebensmittelsicherheit, dem Bundesinstitut für Risikobewertung und Experten des Robert Koch-Institutes einberufen und gegründet.
Ziel dieser Task Force war es, das für den EHEC O104:H4 Ausbruch verantwortliche Lebensmittel zu identifizieren und den Ausbruch zu stoppen. In der ersten Phase wurde das mit dem EHEC Erreger assoziierte Lebensmittel gesucht. Hier konnte die Task Force auf die schon erhobenen Daten des Robert Koch-Instituts zurückgreifen, diese ergaben einen Zusammenhang zwischen dem Verzehr von Gurken, Tomaten und Blattsalat und einer EHEC Infektion. Im Fokus standen nun alle mit „Salat" assoziierten Le-

bensmittel, insbesondere sogenannte „kleine Salatbestandteile", wie z.B. Toppings. Die endgültige Lebensmittelliste enthielt dann 90 Positionen. Die Wissenschaftler der European Food Safety Authority unterstützten die Task Force mit der Entwicklung einer Datenbank und einem Programm zur Datenbankanalyse (Bundesamt für Verbraucherschutz und Lebensmittelsicherheit 2011, S. 2-4).

Nachdem dann die Sprossen als EHEC behaftetes Lebensmittel identifiziert wurden begann Phase II, hier wurde die Quelle des Erregers gesucht. Der Zeitraum indem die Quelle des Erregers aktiv war konnte eingegrenzt werden. Die Untersuchungen zur Herkunft aller einzelnen Salatbestandteile zeigten, dass die Sprossen aus dem Gartenbaubetrieb in Niedersachsen in allen fünf clustermäßigen Ausbruchsorten (Orte mit einer deutlichen Erkrankungshäufung) Verwendung fanden. Am 13. Juni wurde die Aufklärung der Lieferketten für Sprossen aus dem niedersächsischen Gartenbaubetrieb abgeschlossen, nachdem sich herausgestellt hatte, dass 41 der bekannten Ausbruchscluster mit Sprossen aus dem Betrieb beliefert worden waren. Jetzt galt es herauszufinden wie die Sprossen mit dem EHEC Erreger kontaminiert wurden. es gab mehrere Möglichkeiten. Das im Betrieb verwendete Wasser, die dort arbeitenden Menschen, oder aber auch bereits bei der Anlieferung behaftete Samen hätten die Ursache sein können. Es wurden verschiedene Chargen von Samen untersucht, aber auf keiner Charge, zum Zeitpunkt der Betriebskontrolle, wurde EHEC O104:H4 nachgewiesen. Letztendlich blieben als Hauptverdächtige lediglich zwei Chargen von Bockshornkleesamen übrig, diese wurden allesamt als Bioware aus Ägypten importiert (Bundesamt für Verbraucherschutz und Lebensmittelsicherheit 2011, S.3-9).

Am 24. Juni wurde dann ein Krankheitsausbruch in Frankreich, nach Verzehr einer selbstgezogenen Sprossenmischung, mit dem EHEC O104:H4 Erreger bekannt. Eine molekularbiologische Feintypisierung belegte, dass die EHEC O104:H4 Stämme in beiden Ausbrüchen identisch waren. Auch konnte in beiden Fällen nachgewiesen werden, dass es sich um die gleichen Chargen der Bockshornkleesamen handelte. Auch wenn es keinen positiven Nachweis des Erregers gab, konnte mit großer Wahrscheinlichkeit belegt werden, dass die Sprossen die Ursache des Ausbruchs waren (Bundesamt für Verbraucherschutz und Lebensmittelsicherheit 2011, S.15-16).

Am 06. Juli hat die Europäische Kommission einen „Durchführungsbeschluss über Sofortmaßnahmen hinsichtlich Bockshornkleesamen sowie bestimmter Samen und Bohnen aus Ägypten" bekannt gegeben. Sämtliche Chargen Bockshornkleesamen die im Zeitraum 2009-2011 aus Ägypten eingeführt wurden, werden vom Markt genommen und vernichtet. Weiterhin wird die Einfuhr von bestimmten Samen und Sprossen aus Ägypten in die EU bis einschließlich 31. Oktober 2011 verboten (Bundesamt für Verbraucherschutz und Lebensmittelsicherheit 2011, S.17).

Mit der Aufklärung des EHEC Ausbruchs am 05. Juli 2011 endete die Arbeit der Task Force. Zeitgleich mit der detektivischen Arbeit bei der Suche nach der Ursache des

Ausbruchs wurde in den betroffenen Krankenhäusern täglich um das Überleben der schwerkranken Patienten gekämpft. Auch hier musste sehr gut auf vielen Ebenen koordiniert und gehandelt werden.

4. Krisenmanagement der Krankenhäuser

4.1. Am Beispiel des Universitätsklinikums Schleswig-Holstein

Knapp 300 EHEC- und HUS-Patienten wurden während der EHEC-Krise am Universitätsklinikum Schleswig-Holstein (UKSH) ambulant und stationär versorgt, berichtet der pflegerische Direktor Robert Green aus Kiel. Dieses konnte nur durch hervorragende interdisziplinäre Zusammenarbeit und der Unterstützung von Pflegekräften aus anderen Kliniken bewältigt werden. Die Krise dauerte rund vier Wochen, 50 freiwillige Pflegekräfte aus insgesamt 13 Kliniken unterstützten das Personal am UKSH. Es wurden zusätzliche Isolierstationen, zum Teil auch in Privatstationen und in Aufwachräumen, eingerichtet. Ärzte, Pflege- und Servicekräfte arbeiteten nahezu rund um die Uhr, Operationen wurden verschoben und Fortbildungsmaßnahmen fielen aus. Alle mussten umdenken, denn auf eine Krise in dieser Größenordnung konnte man personell und räumlich nicht vorbereitet sein (vgl. Green 2011, S.25/26).

Eine interdisziplinäre Task Force der Internisten und der Mikrobiologen analysierte und bewertete täglich die aktuellen Fälle. In enger Zusammenarbeit mit den Gesundheitsämtern des Landes und dem Robert Koch-Institut in Berlin wurden die neuen Fälle täglich gemeldet (Grieve 2011a, S.2).

Für die Versorgung nur eines HUS-Patienten mit der empfohlenen Plasmapherese-Therapie (Verfahren zum Austausch des Blutplasmas) wurden täglich zehn Blutspender benötigt. Durch einen entsprechenden Spendenaufruf verdoppelte sich die Zahl der Blutspender, so dass täglich bis zu 400 Freiwillige in Kiel und Lübeck zur Spende kamen. Vertreter aus Regierung, Politik und öffentlichem Leben gingen mit ihren persönlichen Blutspenden mit gutem Beispiel voran (Grieve 2011b, S.1).

Die Ärzte und die Teamleitungen aller betroffenen Stationen trafen sich täglich frühmorgens und am Nachmittag mit dem Krisenstab des Klinikums zur Lagebesprechung, hier wurden neue Fälle besprochen, Therapieoptionen diskutiert, sich ausgetauscht und personelle Engpässe versucht zu besetzen. Dialysegeräte mussten beschafft werden, genauso wie Unmengen an Zubehör und Verbrauchsmaterialien, z.B. kartonweise Einmalkittel und Schutzhandschuhe.

Die Erkrankung HUS ist in der Pädiatrie nicht unbekannt. Auf der Kinderintensivstation kommt es ca. 1-2-mal im Jahr vor, dass ein Patient vorübergehend aufgrund einer EHEC-Infektion mit der Dialyse (Blutreinigungsverfahren) therapiert werden muss. Während der Epidemie 2011 war das Team der Kinderintensivstation des UKSH auf dem Campus Lübeck vor eine große Herausforderung gestellt. 5 schwerkranke Kinder im Alter von 7 - 16 Jahren mussten gleichzeitig versorgt werden, ein 2 jähriges Mädchen war nicht dialysepflichtig und wurde auf der Infektionsstation betreut.

4.2. Bedeutung für den pflegerischen Alltag

Um die Hygienemaßnahmen, die erforderlich waren, einhalten zu können, wurde die Station komplett umgeräumt. Nur das Patientenzimmer für kranke Neugeborene und Frühgeborene war groß genug um alle EHEC Patienten zu kohortieren, also gemeinsam und von anderen Patienten getrennt in einem Zimmer zu betreuen. Personell und räumlich wäre eine Einzelzimmerlösung nicht umsetzbar gewesen. Bis zu 4 Kinder waren gleichzeitig an Dialysegeräten auf der Station, die zwei ältesten Mädchen wurden später in der Dialyseeinheit der Erwachsenen therapiert.

Deutlich geringer waren die neurologischen Ausfälle bei den Kindern (wie z.B. Doppelbilder sehen), diese waren bei den erwachsenen Patienten doch sehr viel ausgeprägter. Eine enge Zusammenarbeit mit den Kolleginnen der Physiotherapie war Voraussetzung für die Erhaltung der Mobilität und der Prophylaxe einer Pneumonie, denn die Kinder trauten sich kaum sich auch nur einen Zentimeter zu bewegen, da das Dialysegerät sehr schnell Alarm gab. Der notwendige großlumige Dialysekatheter war unangenehm und schmerzte bei den Bewegungen. Zu den vielfältigen pflegerischen Aufgaben wurde zunehmend psychologische Betreuung für die Kinder aber auch die Eltern notwendig, die sich alle in einem Ausnahmezustand befanden. Schmerzen, Angst, die ungewohnte Umgebung, eine nicht zu verhindernde Geräuschkulisse, am Tage bis zu 15 Personen in einem Raum und die kleineren Kinder oft am Weinen, das alles zusammen machte eine spannungsgeladene Atmosphäre. Für die Eltern eine harte Zeit, sie versuchten alles um ihre Kinder abzulenken und zu beschäftigen indem sie Geschichten erzählten, Fotos betrachteten oder ein Buch vorlasen, ein kleiner tragbarer DVD Player verschaffte den Eltern ab und an kleine Erholungsphasen. Diese brauchten sie dringend, denn auch die Eltern saßen stundenlang in Kittel und Handschuhen am Bett ihrer Kinder. Krankenhausseelsorger und Sozialarbeiter begleiteten die Eltern und unterstützten wo es möglich war. Zur Sorge um das erkrankte Kind kamen auch noch Sorgen um die Betreuung von Geschwisterkindern, den Arbeitsplatz, Fahrtkosten usw. Die beiden Kleinsten mit 7 und 8 Jahren mussten in den ersten Wochen ohne Mutter, bzw. Vater auskommen, da diese auch erkrankt waren und nicht zu ihren Kindern durften oder selber noch als Patient in der Klinik lagen. Ängste nehmen, beruhigende Worte finden und all die vielen Fragen beantworten, ein nicht enden wollender Albtraum für die Pflegkräfte. Die Grenze der Belastbarkeit wurde oft erreicht. Alle Kinder überlebten und so wich die Anspannung der EHEC-Wochen dann auch einer unendlichen Dankbarkeit.

5. Schlussbetrachtung und Ausblick

Aller Kritik zum Trotz hat die EHEC-Epidemie gezeigt, dass Bund, Länder, Wissenschaft und Forschung geschlossen gehandelt haben und ein für Deutschland bisher einmaliges Ausbruchsgeschehen durch einen seltenen, aggressiven Keim, der durch Lebensmittel übertragen werden kann, erfolgreich bewältigt. Laut Bundesinstitut für Risikobewertung konnten in der Vergangenheit rund 75% der EHEC-Fälle nicht aufgeklärt werden. Problem war, dass die in Verdacht geratenen Lebensmittel zum Zeitpunkt der Erkrankungen und späteren Untersuchungen oft schon verbraucht waren. Der intensiven Zusammenarbeit von deutschen und europäischen Behörden ist es zu verdanken, dass mit an Sicherheit grenzender Wahrscheinlichkeit die Ursache für den EHEC-Ausbruch 2011 identifiziert werden konnte (Bundesministerium für Ernährung, Landwirtschaft und Verbraucherschutz 2011,S.1).

Die Vielzahl der involvierten Ministerien, Ämter und Institute führte allerdings zu Verwirrungen, nicht nur bei der Bevölkerung sondern auch bei den Medien bis hin zu den Politikern selbst. Hier fehlte es an der nötigen Transparenz, welche letztendlich auch zu unnötigen Verzögerungen bei der Ursachenfindung für den EHEC-Ausbruch führte. Das Krisenmanagement des Bundes und der Länder muss dringend neu strukturiert werden um schneller und effizienter arbeiten zu können.

Die am Bundesamt für Verbraucherschutz etablierte Task Force, welche zur Aufklärung der EHEC-Epidemie erstmalig in Deutschland eingesetzt wurde, hat erfolgreich gearbeitet. Die Spezialisten von Bund, Ländern und der Europäischen Union setzten viele tausend Einzeldaten, sowohl von der medizinischen Seite als auch von den Lebensmittelbehörden zu einem mosaikartigen Gesamtbild zusammen. Auch die Rückverfolgbarkeit der Waren wies zum Teil große Lücken auf. Lebensmittelhersteller müssen gegenüber den Behörden jederzeit belegen können, von wem sie welche Waren erhalten haben und an wen sie welche Lebensmittel weitergegeben haben, dies war im EHEC-Geschehen 2011 vielfach nicht nachvollziehbar und bedarf der dringenden Verbesserung.

Je nach Medium war die Berichterstattung zum Thema EHEC in der ganzen Bandbreite von sachlich nüchtern bis hin zu reißerisch. So manch eine Boulevardzeitung hat dann auch eher Ängste geschürt indem sie auf das Sensationsbedürfnis abzielte. Von „Killer-Keimen im Darm" war in den Schlagzeilen zu lesen und auch ein Terroranschlag wurde nicht ausgeschlossen Im Nachhinein muss jedoch festgestellt werden, dass die Berichterstattung überwiegend angemessen war.

Glaubt man der Pressemitteilung des Bundesgesundheitsministeriums, sind Verbraucher ein Jahr nach der EHEC-Epidemie in Deutschland besser vor Lebensmittelinfektionen geschützt. Strengere Hygienevorschriften bei der Herstellung, engmaschigere amtliche Kontrollen und neue Strukturen des Krisenmanagements sollen die Lebensmittel in Deutschland noch sicherer machen. Die Rückverfolgbarkeitssysteme, besonders von kleinen und mittleren Betrieben, werden im Rahmen des „Bundesweiten Überwachungsplans 2012" auf unverzügliche und vollständige Verfügbarkeit der Daten bzw. Dokumente überprüft (Bundesministerium für Gesundheit 2012, S.1-3).

Bundesverbraucherministerin Aigner hat den Präsidenten des Bundesrechnungshofes gebeten die komplexen Strukturen des gesundheitlichen Verbraucherschutzes in Deutschland zu überprüfen. Dieser hat bestätigt, dass in einigen Bereichen Handlungsbedarf besteht- sowohl bei den Überwachungsstrukturen in den Ländern als auch beim Bund. Bei künftigen Lebensmittelkrisen empfiehlt der Bundesbeauftragte einen nationalen Krisenstab einzusetzen, der über die erforderlichen Kompetenzen verfügt, um schnell agieren und die Informationen für die Öffentlichkeit bündeln zu können. Auch ist geplant, am Bundesamt für Verbraucherschutz und Lebensmittelsicherheit die notwendigen Strukturen zu schaffen, damit die Task Force jederzeit einsatzbereit ist. Verbraucherministerin Aigner kündigt an, dass es bis September 2012 konkrete Ergebnisse geben soll (Bundesministerium für Gesundheit 2012, S.3-4).

Das Krisenmanagement auf medizinischem Gebiet hat hervorragende Arbeit geleistet, das Personal arbeitete Hand in Hand und bis an die Grenze der Belastbarkeit, trotzdem kam für 53 Patienten jede Hilfe zu spät. Für die Krankenhäuser entstand ein hoher finanzieller Schaden, laut gemeinsamer Pressemitteilung des UKSH und der gesetzlichen Krankenkassen vom 28.06.2012 erhält das UKSH einen einmaligen Pauschalbetrag von 1,5 Millionen Euro für den zusätzlichen Aufwand im Zusammenhang mit der EHEC-Epidemie. Entsprechende Vereinbarungen wurden auch mit den weiteren betroffenen Schwerpunktkrankenhäusern in Schleswig-Holstein vereinbart Diese Zahlungen sind eine freiwillige Leistung der Krankenkassen, denn das vom Gesetzgeber vorgegebene Abrechnungssystem von Krankenhausbehandlungen über Fallpauschalen sieht die Abgeltung von zusätzlichen Aufwendungen, wie sie bei einem Ausbruch einer Epidemie in nicht unerheblicher Höhe entstehen, nicht vor (Grieve 2012, S.1).

Eine weitere Lehre kann aus der EHEC-Krise gezogen werden: Laut Professor Dr. Jens Scholz bedarf moderne Krankenhausversorgung der anspruchsvollen Forschung. Dafür ist es von großer Wichtigkeit, dass eine adäquate finanzielle und räumliche Ausstattung, in der Ärzte und Wissenschaftler ihre Kreativität frei entfalten können, möglich gemacht wird. Die Umsetzung dieser Erkenntnis kann bei der nächsten Epidemie Leid und Geld sparen (Grieve 2011c, S.1).

Diese Arbeit hat gezeigt wie komplex und zeitaufwändig die Suche nach der Ursache der EHEC-Epidemie war. Nur wenn alle Instanzen an einem Strang ziehen und ihre Arbeit auch transparent machen ist es möglich für eine schnelle Aufklärung zu sorgen um damit eine weitere Ausbreitung zu stoppen. Bei der nächsten Epidemie, und diese wird uns mit Sicherheit irgendwann wieder überraschen, wird sich zeigen wie gut die Lehren aus der letzten Krise umgesetzt werden konnten.

6. Literaturverzeichnis

Adolfs, Julian et al(2011): EHEC-Ausbruch 2011-Aufklärung des Ausbruchs entlang der Lebensmittelkette, in: Publikation Bundesinstitut für Risikobewertung-Wissenschaft, 23.12.2011, 04/2011. Download: 28.04.12, http://www.bfr.bund.de.

Bergholz, A, et al.(2007): Konsequenzen aus der Einführung der neuen internationalen Gesundheitsvorschriften für Deutschland, in: Bundesamt für Bevölkerungsschutz und Katastrophenhilfe (Hrsg.), Biologische Gefahren I, Handbuch zum Bevölkerungsschutz, Bonn, 3.Aufl.,S.73-85.

Bundesamt für Verbraucherschutz und Lebensmittelsicherheit(2011): Ergebnisbericht der Task Force EHEC zur Aufklärung des EHEC O104:H4 Krankheitsausbruchs in Deutschland, Artikel vom 08.06.2011. Download: 02.05.12, http://www.bvl.bund.de.

Bundesministerium für Ernährung, Landwirtschaft und Verbraucherschutz (2011): EHEC: Umfangreiches Maßnahmenpaket schützt Verbraucher, Download:29.04.12. http://www.bmelv.de/shareddogs/Standardartikel/Ernährung/Sicherheit .

Bundesinstitut für Risikobewertung(2011): EHEC-Ausbruch2011: Aktualisierte Analyse und abgeleitete Handlungsempfehlungen, Stellungnahme Nr. 049/2011 des BfR vom 23.11.2011, Download: 20.05.12, http://www.bfr.bund.de.

Bundesministerium für Gesundheit(2012): Ein Jahr nach der EHEC-Epidemie sind Verbraucher in Deutschland besser vor Lebensmittelinfektionen geschützt, Berlin, Mai 2012, Download: 21.06.2012. http://www.bmg.bund.de/praevention/gesundheitsgefahren/ehec.html.

Georgi, Peter und Bierbach, Elvira(2007): Infektionskrankheiten und Infektionsschutzgesetz, Elsevier GmbH, München, 2.Aufl.

Green, Robert (2011): Solidarität in der EHEC-Krise, in: UKSH Forum, Ausgabe Oktober 2011, S.25-26.

Grieve, Oliver(2011a): EHEC-Krise: Krisenmanagement im UKSH, in Pressemitteilung des UKSH, 27.05.2011, Download:01.05.2012, http://www.uksh.de/Presse/Pressemitteilungen.html.

Grieve, Oliver(2011b): EHEC-Krise. Lagebericht Universitätsklinikum Schleswig-Holstein, Pressemitteilung des UKSH, 03.06.2011, Download:01.05.2012, http://www.uksh.de/Presse/Pressemitteilungen.html.

Grieve, Oliver(2011c): Ein Haus für die Gesundheit, Pressemitteilung des UKSH, 20.06.2011, Download:01.05.2012, http://www.uksh.de/Presse/Pressemitteilungen.html.

Grieve, Oliver(2012): UKSH erhält 1,5 Millionen Euro für EHEC-Behandlungen 2011, in Pressemitteilung des UKSH, 28.06.2012, Download:01.07.2012 http://www.uksh.de/Presse/Pressemitteilungen.html.

Hansestadt Lübeck(2011), Der Bereich Gesundheitsamt informiert über Enterohämorrhagischer Escherischia Coli (EHEC) und hämolytisch-urämisches Syndrom (HUS), Merkblatt Stand Dezember 2011. Download: 28.04.2012 http://www.luebeck.de/bewohner/umwelt_gesundheit/gesundheit/infektionsschutz/index .html.

Robert Koch-Institut (2011a), Sachstandsbericht: EHEC/HUS O104:H04 Ausbruch Deutschland, Mai/Juni 2011, 30.06.2011. Download: 02.05.2012 http://www.rki.de.

Robert Koch-Institut(2011b), Hygienemaßnahmen bei stationären Patienten mit hämolytisch-urämischem Syndrom (HUS) bzw. blutigen Durchfällen durch Enterohämorrhagische Escherischia coli (EHEC), 25.05.2011. Download: 28.04.2012 http:// www.rki.de.

Robert Koch-Institut(2011c), Abschließende Darstellung und Bewertung der epidemiologischen Erkenntnisse im EHEC O104:H4 Ausbruch, Deutschland 2011, Berlin 2011.Download: 28.04.2012 http://www.rki.de.